CONTRIBUTION A L'ÉTUDE

DE LA

LITHIASE PANCRÉATIQUE

PAR

Le Dr Maurice LUSSAC

LYON

A. REY & Cie, IMPRIMEURS-ÉDITEURS DE L'UNIVERSITE
4, RUE GENTIL, 4

1901

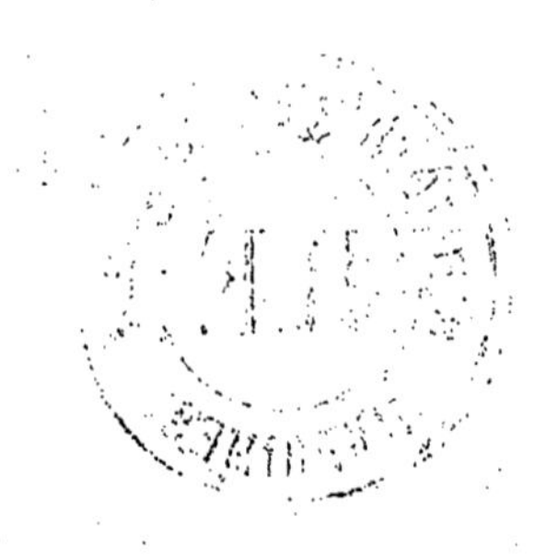

CONTRIBUTION A L'ÉTUDE

DE LA

LITHIASE PANCRÉATIQUE

CONTRIBUTION A L'ÉTUDE

DE LA

LITHIASE PANCRÉATIQUE

PAR

Le Dr Maurice LUSSAC

LYON

A. REY & Cie, IMPRIMEURS-ÉDITEURS DE L'UNIVERSITE

4, RUE GENTIL, 4

1901

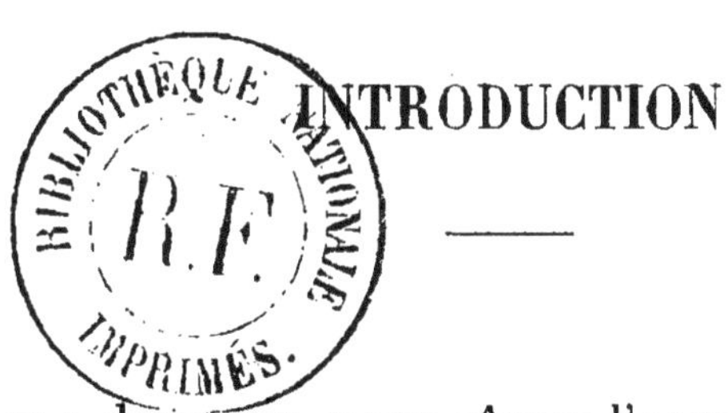

INTRODUCTION

Il y a deux ans, nous eûmes l'occasion de faire l'autopsie d'un malade décédé de tuberculose pulmonaire, terminaison d'un diabète pancréatique. Ce dernier diagnostic s'était imposé à son entrée à l'hôpital ; mais, il faut bien l'avouer, on ne put déterminer la lésion pathogénique de ce syndrome : la nécropsie vint nous l'apprendre, en nous mettant sous les yeux un cas de lithiase pancréatique avec kystes consécutifs.

Après avoir recherché les différentes observations de calculs pancréatiques relatés dans la science, nous avons été frappé de leur rareté. Aussi, nous a-t-il paru utile de publier ce nouveau cas, qui nous semble typique, de lithiase du pancréas et, par la même occasion, de passer en revue l'étude de cette affection.

Tel sera le sujet de ce modeste travail que nous soumettons aujourd'hui à la bienveillante appréciation de nos maîtres.

Dans un premier chapitre, nous ferons l'historique de la pathologie du pancréas en général, de la lithiase en particulier. Afin de pouvoir mieux étudier ensuite l'anatomie et la physiologie pathologiques de l'affection, nous décrirons sommairement l'anatomie et la physiologie normales de cette glande. Après quelques recherches sur l'étiologie et la pathogénie des calculs du pancréas, nous étudierons les symptômes que fournit leur présence.

Enfin, l'évolution et le diagnostic de la lithiase pancréatique seront examinés dans le chapitre suivant, et nous terminerons par quelques considérations sur le traitement.

Mais avant d'aborder notre sujet, qu'il nous soit permis d'adresser l'expression de notre reconnaissance et de rendre un hommage public à nos maîtres de l'école d'Alger et de l'hôpital de Mustapha.

Que MM. les professeurs Brüch, Rey, Vincent, Curtillet, Trolard, dont nous avons l'honneur d'avoir été l'élève, reçoivent ici l'hommage de notre sincère gratitude.

Que tous ceux enfin qui, par leurs leçons ou par leurs conseils, ont contribué à nous faire parvenir à la fin de nos études soient assurés de notre profonde reconnaissance.

Nous n'oublierons pas le bienveillant accueil qui nous a été fait, lors de nos derniers examens, par nos maîtres de la Faculté de Lyon.

Que M. le professeur Bondet, qui a bien voulu nous faire l'honneur d'accepter la présidence de notre thèse, reçoive l'expression de notre profonde reconnaissance.

Que notre camarade et ami Antoni accepte nos remerciements sincères pour ses conseils éclairés, qu'il nous a prodigués pour achever notre thèse.

Enfin, nous ne terminerons pas sans assurer à nos parents notre éternel amour filial et les remercier des sacrifices qu'ils se sont imposés au cours de nos études.

CONTRIBUTION A L'ÉTUDE

DE LA

LITHIASE PANCRÉATIQUE

HISTORIQUE

Les médecins de l'antiquité et du moyen âge s'occupaient peu ou pas du pancréas. Contrastant avec le silence des anciens, les écrivains du XVIe siècle attribuèrent une importance exagérée au pancréas, auquel ils firent jouer un rôle prépondérant dans la genèse des affections de l'organisme. Mais leurs opinions ne reposaient sur aucune observation exacte et s'écroulèrent le jour où l'on se mit à rechercher les lésions du pancréas.

Fauconneau Dufresne, le premier, en 1856, publie un *Traité des maladies du foie et du pancréas*. Dans un chapitre spécial sur « l'affection calculeuse du pancréas », il rassemble avec peine sept observations de lithiase, dues à Baïlli, Graaf Portal, Ellioston, Bright et un auteur inconnu.

En 1866, Ancelet réunit toute une série de faits intéressants d'altération du pancréas, dont seize cas seulement de lithiase. Après lui, Besson, Dacosta, et quelques autres écrivains étudient la pathologie du pancréas; en 1875, Bouchardat, dans le *Traité du diabète sucré*, émet une théorie de diabète d'origine pancréatique, il ne cite qu'un cas de cancer et un cas d'atrophie. En 1876, Lécorché admet les lésions du pancréas comme facteurs des lésions du diabète.

Mais tous ces faits, plus ou moins isolés, ne donnent qu'une faible idée de la pathologie du pancréas, ne montrent pas en particulier un rapport constant entre la lithiase pancréatique et le syndrome diabète. Le cas le plus anciennement connu de lithiase avec diabète sucré est celui d'un médecin anglais, Th. Cowley, dont Chopart, en 1821, rapporte l'observation dans son *Traité des maladies des voies urinaires;* les canaux pancréatiques étaient remplis de nombreux calculs, de volume variable, analogues à ceux des conduits salivaires.

Dans un cas d'Ellioston, le pancréas a ses canaux obstrués par de petits calculs blancs.

Retklinghausen trouve un canal pancréatique dilaté, contenant un liquide blanchâtre avec de petits calculs de carbonate de chaux; deux calculs plus gros sont situés, l'un au milieu du canal, l'autre à l'extrémité duodénale, et envoient des prolongements dans les point dilatés du canal.

Rokitansky rapporte une autopsie où le canal de Wirsung est rempli de pierres blanches grosses comme des pois et ramifiés.

M. Baumel publie, en 1881, deux cas de diabète maigre avec calculs du pancréas. Dans un premier fait, les lésions vasculaires sont signalées comme occupant une place importante. Les calculs de forme variable, d'aspect terreux, à surface rugueuse, occupent le canal principal de la glande, les plus petits encombrent les culs-de-sac glandulaires : ils sont tous composés de carbonate de chaux.

Dans le second cas, les lésions sont à peu près semblables. Mais pour cet auteur les lésions du pancréas ne sont pas l'apanage d'une forme spéciale de diabète ; il admet l'existence d'un diabète mixte avec altérations du pancréas. Jaccoud aussi, se basant sur des observations où la glycosurie fit défaut, enlève aux altérations du pancréas la faculté d'engendrer le diabète.

Ces auteurs essayaient ainsi de combattre les théories du diabète maigre, dont Lancereaux, avant eux, avait fait une véritable entité morbide.

C'est, en effet, en 1877 que Lancereaux révolutionne la pathologie du pancréas. Avec lui, elle entre dans une phase nouvelle. Dans une communication à l'Académie de médecine, avec pièces anatomiques à l'appui, cet auteur rapporte plusieurs observations de lésions graves du pancréas accompagnées de diabète, et ainsi démontre l'existence d'une relation de cause à effet entre ces lésions et le diabète. En 1879, son interne, Lapierre, fait sa thèse sur cette question. En 1888, Lancereaux revient sur le même sujet, rapporte de nouvelles observations et arrive à la même conclusion, « que la destruction du pancréas donne naissance à un diabète maigre des plus graves ». En 1889, von Méring et Winkowski confirment cette proposition à l'aide de l'expérimentation. Thiroloix les suit dans la même voie. MM. les professeurs Lépine, Hédon, contribuent par leurs travaux importants à l'étude du pancréas et de ses maladies.

La pathologie du pancréas est ainsi définitivement entrée dans la voie des recherches et du progrès ; tous les auteurs s'occupent de cette glande, publient des observations du plus haut intérêt, traitant chaque chapitre en particulier ; en 1899, Lancereaux peut rapporter jusqu'à 40 cas de lithiase pancréatique, mais 12 seulement avec diabète persistant. Ainsi donc, grâce à l'observation clinique appuyée sur la physiologie expérimentale, la nosologie s'est enrichie, de nos jours, d'un chapitre presque complet sur la pathologie du pancréas.

ANATOMO-PHYSIOLOGIE

Annexé à la première portion de l'intestin, où il déverse les produits de sa sécrétion externe. le pancréas est une glande allongée, dirigée de gauche à droite dont une partie renflée, la tête, se trouve enclavée dans la courbure du duodénum. Il repose audevant des deux premières vertèbres lombaires et sépare l'aorte et la veine-cave inférieure.

Situé en arrière de l'estomac, entre la rate à laquelle il correspond par son extrémité gauche et le duodénum qui circonscrit son extrémité droite, le pancréas a une longueur de 15 à 20 centimètres, une largeur de 3 à 5 centimètres et une épaisseur de 10 à 15 milimètres. En raison de l'obliquité de son axe de droite à gauche, de bas en haut et s'ouvrant en arrière, la queue de l'organe, enfoncée dans l'hypocondre gauche, ne peut être palpée ; sa tête au contraire, refoulée en avant par la colonne vertébrale, peut être sentie par les doigts.

Le volume de cette glande varie avec beaucoup de circonstances, l'état de digestion ou d'abstinence entre autres. Son poids, variable aussi, est évalué par Sappey à 70 grammes chez l'homme, à 60 grammes chez la femme. La glande est toujours de coloration plus ou moins rouge à la suite des repas, plutôt pâle dans leur intervalle.

Le pancréas, comme le foie, est formé d'éléments épithéliaux et d'un stroma conjectivo-vasculaire, réunis en une multitude de lobules qui se décomposent en acini. De ces acini résulte un réseau de canalicules de plus en plus volumineux et qui aboutissent à deux gros canaux collecteurs.

Le plus important de ces canaux est le canal de Virsung. Il s'étend d'un bout à l'autre de la glande, vient s'accoler au canal cholédoque et s'ouvrir avec ce dernier dans l'ampoule de Water. Le canal de Santorini se détache au niveau de la tête du pancréas et s'ouvre isolément au-dessus de l'ampoule de Water ; c'est lui qui au besoin supplée le canal de Wirsung oblitéré par un calcul, par exemple :

L'aorte par ses branches, le tronc cæliaque et l'artère mésentérique supérieure fournissent au pancréas le sang nécessaire à sa nutrition et à son fonctionnement. Le sang veineux se rend dans la veine porte et traverse le foie avant d'arriver au cœur et aux poumons, fait capital qui explique cette fonction du pancréas qui produit un ferment auxiliaire de la cellule hépatique dans ses fonctions.

Les nerfs proviennent du plexus solaire et entourent les acini de riches plexus. Les lymphatiques sont nombreux et fournissent les ganglions qui entourent le pancréas.

Avant de passer à l'étude de la physiologie de cette glande, nous croyons utile de dire quelques mots du mode d'exploration de cet organe. Située dans une région des plus importantes, cette exploration offre de réelles difficultés, tant à cause de la profondeur où elle siège que de la multiplicité des organes voisins. C'est à l'état de vacuité de l'estomac qu'en doit en pratiquer l'examen, le malade couché, les genoux fléchis. Au moment d'une forte expiration, on déprime la paroi et on cherche le pancréas, qui se reconnaît à sa direction transversale et à son siège. On pourra de la sorte diagnostiquer certaines lésions inflammatoires ou néoplastiques, mais au prix de quel art arrivera-t-on à un tel résultat ?

Au point de vue physiologique, le pancréas présente deux fonctions essentielles. La première est la sécrétion externe du suc qui s'écoule dans le duodénum par le canal de Wirsung ; la seconde, interne, se rattache à la formation du sucre dans l'organisme ou à sa destruction.

La sécrétion externe du suc pancréatique est intermittente, et le pancréas n'entre en activité, en deversant ce suc, qu'à la fin de la digestion stomacale. En dehors de ce moment, la sécrétion externe est sans doute remplacée par la sécrétion interne. Ceci montre que le système nerveux dirige et régle la fonction pancréatique. Il est démontré, en tout cas, que la sécrétion pancréatique est augmentée par l'irritation du bulbe, diminuée ou arrêtée par l'excitation du bout central du pneumogastrique, par celle du sciatique ou de la peau ; suivant quelques auteurs, la section des nerfs qui accompagnent les vaisseaux du pancréas produiraient une sécrétion continue.

Le suc pancréatique est appelé à compléter et finir l'œuvre des autres sucs digestifs; il agit sur les trois grandes classes d'aliments :

Il transforme en peptones les albuminoïdes ;

Il transforme en sucre l'amidon ;

Il émulsionne et saponifie les graisses.

Plusieurs physiologistes prétendent avoir isolé trois ferments distincts pour ces aliments, mais pour Lancereaux de nouvelles recherches sont nécessaires pour la solution définitive de cette question. Quoi qu'il en soit, les substances remplacées sont transformées par le suc pancréatique en maltose et dextrine, et deviennent absorbables.

Les graisses sont émulsionnées par les liquides biliaires et pancréatiques, et sont absorbées, tandis qu'une partie d'elles sont dédoublées en glycérine et acide gras et passe dans le sang. C'est à l'action de la diastase pancréatique et du ferment saponificateur que sont dues ces deux transformations.

Quant aux substances albuminoïdes, elles sont ramollies, dissoutes et transformées en peptone par le suc pancréatique, qui agit par la présence d'un ferment spécial, la trypsine.

Etudions maintenant rapidement la sécrétion interne du pancréas. C'est une des questions les plus controversées de la physiologie, encore de nos jours.

C'est à M. Lépine que revient le grand honneur d'avoir apporté dans ce problème une théorie nouvelle. Cette théorie repose sur la notion d'un élément nouveau, d'un ferment spécial, le ferment glycolytique, dont « l'existence, dit M. Lépine, a été soupçonnée par le génie de

Claude Bernard, mais qu'on a laissé jusqu'ici dans l'ombre et qui provient certainement, en grande partie du moins, du pancréas ». Il est fourni en majeure partie par les acini glandulaires, résorbé sur place par les lymphatiques ; il l'est aussi par les veines qui sont une portion de la veine porte. De nombreuses expériences de MM. Lépine et Barral semblent prouver irrévocablement l'existence de ce ferment, dont le rôle est de détruire le sucre dans l'organisme. Si le pancréas ne fait pas à lui seul la glycolyse, du moins il exerce sur elle une action adjuvante (Lépine).

La glycolyse n'est pas la seule fonction de la sécrétion interne du pancréas. Cette dernière modère encore la production du sucre dans le foie, Chauveau et Kauffman sont les promoteurs de cette théorie. MM. Martz, Lépine, ont confirmé par leurs expériences cette manière de voir et, d'après ce physiologiste, la sécrétion interne du pancréas favorise la conservation du glycogène dans le foie.

La double fonction du pancréas est donc une sécrétion, l'une externe et l'autre interne; la première est acceptée de tous ; la seconde est encore la source de problèmes des plus intéressants pour la pathologie pancréatique. Nous y reviendrons à propos du diabète pancréatique, un des syndromes les plus communs dans les affections du pancréas.

ANATOMIE ET PHYSIOLOGIE PATHOLOGIQUE

La lithiase pancréatique est constituée par la présence dans les voies pancréatiques de concrétions calcaires. Celles-ci se présentent sous deux formes :

Ce sont quelquefois de simples grains accumulés en plus ou moins grande quantité et formant un véritable sable pancréatique. Le plus souvent ce sont des calculs plus volumineux, mais de dimensions très variables pouvant égaler le volume d'une noix.

Leur couleur est généralement blanche ou blanc grisâtre comme dans notre observation, exceptionnellement elle a été noire ; leur surface est lisse ou grenue, rarement mûriforme comme les calculs biliaires. La plupart du temps ils sont ovoïdes ; parfois ramifiés, c'est ainsi que Schupmann, Baumel en citent qui représentaient un segment plus ou moins long des voies pancréatiques. « Des formes tout à fait exceptionnelles sont celles que Silver et Henry ont rencontrées.

« Dans l'observation du premier, la queue du pancréas avait subi dans son ensemble une véritable calcification ; le second, chez un sujet mort d'un cancer de l'estomac, trouva un calcul pancréatique creusé de cavités multiples dont les unes contenaient un liquide laiteux, les autres, soit une poudre crayeuse, soit de tout petits graviers. » Notons que très souvent, dans les cas de lithiase, les parois des conduits excréteurs du pancréas sont incrustés de plaques calcaires parfois volumineuses.

Le nombre des calculs est très variable, de 1 à 300, et même ils peuvent être si nombreux qu'on ne puisse les compter, comme dans un exemple rapporté par Baumel. Ils peuvent être multiples, et à la fois d'inégal volume.

Leur siège habituel est le grand canal de Wirsung, qu'ils obstruent plus ou moins complètement et presque toujours. Quand le calcul est unique, c'est à son embouchure qu'il se trouve enclavé ; on les trouve aussi, mais moins souvent, à l'extrémité gauche du conduit ou dans les rameaux secondaires. Il n'est pas rare de les rencontrer dans les kystes par rétention. Enfin, ils peuvent se développer dans les acini, et semblent alors incrustés dans l'épaisseur même de la glande. Lorsqu'ils ne remplissent pas entièrement la cavité qui les renferme, ils baignent presque toujours dans un liquide louche ou laiteux, qui paraît tenir en suspension des globules graisseux. Virchow, enfin, a décrit dans certains cas des coagulations de matière protéique insoluble qu'il était facile de confondre avec de vrais calculs.

Passons à la composition chimique des calculs. Le carbonate de chaux est la substance qui compose en général les calculs pancréatiques ; il s'y ajoute quelquefois d'autres sels, en particulier des phosphates, du sulfate ou de l'oxalate de chaux, et même des matières organiques en plus ou moins grande quantité. On y a rencontré quelquefois des traces de cholésterine. Voici par exemple l'analyse minutieuse des calculs dans notre cas.

Carbonate de chaux	82 o/o
Phosphate de chaux	12,7 o/o
Sels de magnésie et chlorures .	3 o/o
Cholestérine.	traces.

La présence de ces calculs dans le pancréas est pour la glande une source de lésions plus ou moins importantes. Elles portent à la fois sur les canaux et sur le parenchyme du pancréas ; c'est d'elles que nous allons nous occuper ici.

Tout d'abord, l'obstruction des canaux produit une stase de suc de la glande amenant une modification de sa composition chimique. Et cela est une circonstance pathologique qui favorise la pénétration des microbes au sein du pancréas. Ces agents sont semblables à ceux qui s'introduisent dans les voies biliaires ; ils sont anaérobies ou aérobies et engendrent de préférence : les uns des gangrènes, les autres des suppurations. Ces états sont habituellement suivis de destruction de la glande, avec frissons, fièvre, tous les symptômes en un mot d'une infection septique.

Mais les choses ne se passent pas toujours ainsi.

A la suite de la rétention du suc pancréatique les canaux se distendent peu à peu et parviennent, dans certains cas, à former des dilatations kystiques plus ou moins volumineuses. Notre observation donne un bel exemple de ces kystes consécutifs à l'obstruction des canaux pancréatiques.

Il faut bien se garder de les confondre avec certains

kystes adénomateux dont ils diffèrent à tous les points de vue, mais que nous nous dispenserons d'étudier.

Les premiers, étudiés par Rokitansky en 1864, sont décrits ensuite par Virchow sous le nom de grenouillette pancréatique. Ils peuvent former des poches considérables, arrivant jusqu'à la paroi abdominale, et justiciables de nos jours d'un traitement chirurgical, très bien exposé dans la thèse de Bertrand, inspirée par M. Gangolphe.

A côté de ces ectasies des canaux, avec ampoules kystiques, on signale des atrésies multiples, siègeant surtout à l'embouchure du canal de Wirsung, dans l'ampoule de Vater. Mais les lésions les plus importantes sont l'épaississement des parois et la sclérose de l'organe. Les parois des canaux pancréatiques, épaissies, dures et résistantes, se continuent avec un tissu conjonctif sclérosé, très dense et enserrant les lobules, pendant que les éléments épithéliaux de ces derniers subissent une altération granulo-graisseuse et finissent par s'atrophier. La glande pancréatique, qui s'était tout d'abord tuméfiée et injectée, finit par s'indurer, revenir sur elle-même, au point qu'il devient impossible de la sentir au palper. Cette atrophie, qui n'a lieu, il est vrai, que si l'obstacle à l'écoulement dure des années, est parfois si prononcée, que le tissu glandulatoire disparaît en majeure partie et que la fonction devient absolument insuffisante. On a alors affaire à l'insuffisance pancréatique, de même que l'on a l'insuffisance hépatique ou rénale dans les phases ultimes des lésions du foie ou des reins.

L'expérimentation, de son côté, a démontré que la

ligature du canal de Wirsung, son obstruction par de la graisse ou par des poudres insolubles, comme le charbon ou le bitume de Judée, est suivie de désordres semblables à ceux que l'on retrouve dans les obstructions pathologiques.

Nous terminerons ce chapitre en faisant remarquer que la rétention du suc pancréatique est plus redoutable chez l'homme que chez l'animal, où le pancréas après s'être atrophié, finit par reprendre sa fonction au bout d'un temps plus ou moins long (Lancereaux). Chez l'homme au contraire, que l'obstruction soit complète ou incomplète, le pancréas est exposé, dans la majorité des cas, à une grave complication, l'infection, et, comme nous allons le voir dans le chapitre suivant, l'infection entre comme facteur important dans la pathogénie de la lithiase.

Passons à l'étude de la physiologie pathologique. Une question se pose de suite : quel est l'effet de la suppression de la sécrétion de cette glande? Pour résoudre ce problème, examinons les phases par lesquelles il est passé. C'est avons-nous dit, en 1877 que Lancereaux présenta des observations montrant une relation de cause à effet entre le diabète maigre et les lésions pancréatiques. Lapierre confirma plus tard les idées de son maître. Leur opinion fut mal acceptée. On niait le diabète par destruction du pancréas, parce que, avec Claude Bernard, on savait que la ligature du canal de Wirsung ne déterminait pas de glycosurie chez l'animal. Arnozan en 1883, proclame pourtant la justesse des vues de Lancereaux.

En 1889, Méring et Winkowsky finissent par obtenir

la glycosurie après extirpation du pancréas chez l'animal. MM. Hédon, Lépine répètent la même expérience. La question allait être tranchée, quand Thiroloix reprenant une expérience de Méring et Klebs, pense que le diabète est dû à des lésions du grand sympathique abdominal.

Après lui Winkowsky, avec une expérience des plus belles, réduit à néant toutes les objections précédentes. « Sur un chien il excise la moitié du pancréas, et laissant l'autre moitié en rapport avec un pédicule vasculaire qui en assure la nutrition, il le greffe sous la peau de l'abdomen. L'animal ne devient pas glycosurique, mais au bout de quelque temps, quand il est guéri de ce grave traumatisme et que la marcotte pancréatique a contracté des adhérences avec les tissus voisins au milieu desquelles elle est implantée, Winkowski l'enlève, le chien devient immédiatement glycosurique » (Arnozan). Tout le monde s'entend alors, la suppression du pancréas amène une forme de diabète maigre, mais encore ne faut-il pas laisser la moindre trace de la glande.

Restait alors à expliquer ce syndrome et ses caractères cliniques. Les théories n'ont pas manqué : aujourd'hui plusieurs ont été éliminées, mais il en reste deux qui ont des partisans et des défenseurs. Les premières théories sont celles qui visent l'action du suc pancratique ou son défaut d'action. Ainsi Bouchardat et Popper attribuent le diabète à une altération des aliments par un suc altéré. De Dominicis le croit dû à une cachexie résultant de l'absence de suc pancréatique. Corvisart, Schiff, Hédon; considèrent le pancréas comme un émonctoire qui élimine normalement des substances qui amènent le diabète quand il est détruit.

MM. Baumel, Bouchard, disent que les canaux pancréatiques oblitérés laissent résorber par le sang un ferment qui active dans le foie la transformation du glycogène en sucre » (Arnozan). En définitive, la sécrétion externe du pancréas n'influe en rien sur la glycogènie et il faut chercher une solution dans la sécrétion interne. Celle-ci se résume ainsi : puisque la suppression du pancréas entraîne le diabète maigre, c'est que cet organe déverse dans le sang un principe qui modère la formation du sucre dans le foie ou qui active sa destruction dans le sang et les organes. On se trouve ainsi en présence de deux hypothèses : l'action frénatrice du pancréas et la glycolyse.

« MM. Lépine et Barral, les auteurs de la seconde théorie, ont bien démontré, dit Arnozau, que le sucre se détruit dans le sang hors des vaisseaux, mais de là à démontrer qu'il en est de même pendant la vie, que cette destruction est l'œuvre d'un ferment et que ce ferment se fabrique dans le pancréas, il y a encore bien des obstacles à franchir.

Kaufmann et Chauveau, par certaines expériences, veulent démontrer que le diabète pancréatique est le résultat de la suractivité de la cellule hépatique, qu'à l'état normal le pancréas exerce une action frénatrice sur la production du sucre dans le foie.

Nous n'avons pas à choisir entre les deux théories, nous ne saurions nous prononcer en faveur de l'une plutôt que de l'autre ; il faut attendre le jour où, avec des faits nouveaux et des expériences concluantes, l'une d'elles finira par l'emporter sur l'autre et s'imposer à tout le monde,

ÉTIOLOGIE. — PATHOGÉNIE

La lithiase pancréatique est bien moins fréquente que les lithiases hépatiques et urinaires, aussi les statistiques font défaut. Il nous serait difficile de dire si les calculs du pancréas sont plus rares chez l'homme et chez l'enfant que chez la femme, comme il arrive dans la lithiase biliaire. A quelle époque de la vie se montrent-ils? Le temps et les climats ont-ils une influence sur leur formation? Ce sont là autant de questions à résoudre. Tout ce qu'on peut dire, c'est qu'elle coïncide quelquefois avec les autres lithiases, et qu'on est par là presque en droit de réclamer pour elle la même étiologie.

La lithiase pancréatique se rattache donc à ce vaste groupe d'affections que l'on réunit sous la dénomination d'arthritisme. En effet, l'hérédité directe et similaire de la lithiase est très rare, mais on note souvent dans les antécédents pathologiques des calculeux, la goutte, le rhumatisme, l'obésité, l'asthme, la lithiase biliaire, urinaire, certaines dermatoses chroniques, la migraine ou les hémorroïdes. Toutes ces affections s'associent, se succèdent, ou se substituent les unes aux autres dans les mêmes familles ou sur les mêmes malades, avec une telle fréquence qu'on y a trouvé une cause générale. Cette cause générale relève d'un vice héréditaire et permanent de la nutrition, qu'expriment les dénominations à peu près synonymes d'arthristime (Bazin) ou d'herpétisme (Lancereaux), et que caractérisent en général le ralentissement des oxydations, le retard des échanges nutritifs, la dyscrasie acide des humeurs ou l'uricémie (Bouchard). En somme, l'encombrement, le sédentarisme et sans doute aussi une alimentation excessive, paraissent jouer le rôle de causes prédisposantes dans la formation des calculs pancréatiques (Lancereaux). Ajoutons enfin l'artérosclérose généralisée.

La cause afférente des calculs pancréatiques ne diffère pas non plus de celle des concrétions hépatiques.

Les voies pancréatiques plus ou moins altérées contribuent sans aucun doute à la précipitation des sels contenus dans le suc pancréatique, ainsi se forment ces corps étrangers.

Les modifications diverses qui en sont le point de départ sont tantôt extérieures, tantôt intérieures. Parmi les premières, citons toutes les tumeurs qui compriment les canaux pancréatiques, par exemple, les épithéliomas primitifs ou secondaires, les fibromes et les kystes.

Les lésions intérieures sont toutes celles qui produisent le rétrécissement des canaux, les néoplasies ou phlegmasies. Ajoutons aussi le calcul biliaire obstruant à son embouchure le canal de Wirsung.

Tous ces différents états favorisent la précipitation des sels pancréatiques et parviennent à produire des concrétions de nombre et de volume variables, mais qui n'ont pas forcément un noyau central comme celles des voies biliaires et rénales.

On a recherché d'autres facteurs de la lithiase pancréatique ; un des principaux, un des seuls mis en cause par certains auteurs, est, comme pour la lithiase hépatique, l'infection directe des canaux pancréatiques par les voies digestives, ou l'infection des vaisseaux pancréatiques par les toxines des maladies infectieuses. Comme l'ont montré les expériences de Duclaux, le suc pancréatique est normalement aseptique ; il ne s'en déverse pas moins dans l'intestin, milieu essentiellement microbien. Pour peu que sa composition chimique, son cours régulier ou le calibre de ses canaux aient été modifiés, le suc pancréatique s'altère ; il est devenu un terrain favorable à l'implantation et la pullulation des bactéries pyogènes, ainsi qu'il arrive pour les voies urinaires et les voies biliaires. Les sels qui le composent se précipitent et sont le point de départ de concrétions plus ou moins volumineuses.

Les toxines élaborées au cours des maladies infectieuses, la fièvre typhoïde entre autres, agissent de la même manière ; de même aussi les foyers de suppuration contigus au pancréas, qu'ils soient nés sur place ou de provenance éloignée. Ce sont là autant de causes qui, en produisant, comme le montre Carnot, des pancréatites épithéliales ou conjonctives, vont provoquer les phlegmasies des canalicules et des canaux de la glande ; et celles-ci, par leurs modifications diverses du suc pancréatique, engendrent la lithiase.

En somme, il existe pour le pancréas des infections des canaux excréteurs, des angio-pancréatites, suivant l'expression heureuse d'Arnozan, comme il existe pour le foie des angiocholites, et pour le rein des pyélonéphrites.

Pour terminer, nous nous poserons cette question : Est-ce l'infection microbienne ou l'état diathésique du sujet qui domine la pathogénie de la lithiase pancréatique ? Or, voici comment Hanot, au Congrès de médecine de Bordeaux, répondit à la question, posée il est vrai à propos des calculs biliaires, mais que l'on peut étendre vraisemblablement à toutes les lithiases en général. « Si, dit Hanot, le catarrhe intestinal typhique, propagé aux voix biliaires, devient catarrhe lithogène ; si, en d'autres termes, le micro-organisme de la fièvre typhoïde est, en fin de compte, capable de déterminer la lithiase biliaire, la question de l'origine microbienne de la lithiase est jugée. Il restera à établir quels microbes interviennent en dehors de la fièvre typhoïde. Il est possible que tout microbe, par cela seul qu'il pullule dans le mucus des voies biliaires, y détermine des transformations chimiques qui conduisent au dépôt des principes minéraux. Ainsi Galippe a vu se produire artificiellement des cristaux de carbonate de chaux dans la salive déposée dans un flacon, autour des amas de micro-organismes qui s'y développent.

« La lithiase biliaire résulterait donc, en dernière analyse, du mode de pénétration des micro-organismes dans les voies biliaires, de leur plus ou moins grand nombre, et surtout peut-être de la constitution du mucus déposant plus ou moins facilement. Si cette dernière hypothèse exprimait la réalité, le terrain l'emporterait sur la graine ; la lithiase biliaire ne serait plus un phénomène accidentel, contingent, mais resterait l'expression d'un état préalable de l'organisme, d'une modification héréditaire ou congénitale *totius substantiæ*, d'une diathèse. »

L'opinion de M. Dieulafoy est absolument conforme aux idées exprimées magistralement par Hanot ; l'état diathésique domine la pathologie de la lithiase en général, hépatique, rénale, appendiculaire ou salivaire. La lithiase pancréatique ne doit sans doute pas faire exception, comme faisant partie de la même famille pathologique.

Nous concluerons donc, sans vouloir diminuer de la part importante des infections microbiennes dans le processus lithogène, que la cause prépondérante de la lithiase pancréatique est, avant tout, l'état constitutionnel, la diathèse du sujet calculeux.

SYMPTOMATOLOGIE

La symptomatologie de la lithiase pancréatique est un des chapitres les plus intéressants de cette affection, tant par son excessive variabilité que par son importance pour le diagnostic.

Les symptômes de la présence de calculs, au sein des voies pancréatiques, sont les uns objectifs, les autres fonctionnels.

Etudions les premiers. Remarquons, tout d'abord, qu'ils sont extrêmement rares : « Il n'est fait mention qu'une seule fois, dit Lancereaux, d'une tumeur située à l'épigastre, laquelle n'était, sans doute, qu'un kyste consécutif à l'obstruction du canal de Wirsung. » En dehors de ce fait, le seul symptôme objectif de lithiase est le rejet par les selles d'un ou plusieurs calculs. Ceux-ci sont difficiles à rechercher, et on n'y arrive qu'à l'aide d'un tamisage bien fait ; si donc on rencontre du sable ou des calculs blancs composés de carbonate de chaux, on doit soupçonner la présence d'une lithiase pancréatique.

Les seconds symptômes sont, avons-nous dit, fonctionnels. Or, nous savons que le pancréas a deux fonction, la sécrétion externe et la sécrétion interne. Nous aurons donc à passer en revue les troubles provoqués par les calculs dans la sécrétion externe et dans la sécrétion interne.

Dans le premier groupe, le principal signe, le plus caractéristique, en quelque sorte pathognomonique de l'affection, est assurément la colique pancréatique.

Ce sont des crises douloureuses, en tout point semblables à celles provoquées par un calcul biliaire ou néphrétique.

Les coliques pancréatiques sont difficiles à reconnaître, aussi méritent-elles toute notre attention. Les calculs pancréatiques, du moins au début de la maladie, sont susceptibles de se déplacer, et engendrent ainsi de véritables coliques.

D'une intensité bien moindre que les coliques hépatiques, à cause, sans doute, de la faible contractilité du canal de Wirsung, ces crises se présentent sous forme d'accès plus ou moins aigus et plus ou moins rapprochés.

Ce qui les caractérise aussi, c'est le siège de la douleur. Située entre l'ombilic et l'épigastre habituellement, on la retrouve aussi le long du rebord costal gauche, s'irradiant jusqu'à la colonne vertébrale et l'omoplate gauche, ou bien même dans la région du dos et des reins. Elle est dificile à différencier des souffrances de l'estomac ou des organes voisins, elle se manifeste sous forme de sensation de barre, de pesanteur à l'épigastre, ou encore sous forme d'élancements répétés, paroxystiques, avec les caractères d'une névralgie du plexus cardiaque. Aggravée par le déplacement, cette douleur conduit parfois le malade à s'asseoir et à fléchir le corps afin d'immobiliser sa paroi abdominale. Enfin, le tableau se complète avec des sensations de malaises, de frissons,de sueurs froides et surtout de nausées pénibles qui aboutissent à des vomissements alimentaires ou bilieux. Ajoutons que ces crises se manifestent, ainsi que celles du foie, après le repas ou bien avant, ou même encore sans heure fixe.

Comment peut-on, en présence d'une pareille scène clinique, reconnaître des crises de coliques pancréatiques? En quoi diffèrent-elles des coliques hépatiques ou de simples crampes d'estomac?

Il est vrai que, rarement pourtant, le diagnostic s'impose comme dans le cas de l'observation II, qu'il nous semble utile de rapporter ; la malade elle-même, à qui l'on demande de préciser le siège de la douleur, trace au doigt, au-dessus de l'ombilic, une ligne qui représente la position du pancréas. Donc, dans des cas semblables il ne peut y avoir d'erreur.

Mais le plus souvent le diagnostic n'est pas si aisé, et resterait en suspens s'il ne s'ajoutait pas d'autres phénomènes qui permettent d'affirmer l'existence de calculs pancréatiques, nous disons l'apparition du sucre dans les urines et de la graisse dans les selles. Voyons quelle est la valeur de ces symptômes.

La stéarrhée, ou selles graisseuses, constitue un des symptômes tréquents dans les affections pancréatiques. Moyse, Ancelet et d'autres auteurs notent l'existence de ces selles et veulent en faire le principal signe des lésions pancréatiques. Cette importance est exagérée, car souvent ces selles font défaut et, d'autre part aussi, on les retrouve avec un pancréas normal.

Les caractères de ces selles sont variables. En réalité, mal étudiées, on les a prises quelquefois pour du mucus intestinal concrété. Leur forme est celle de petites boulettes blanchâtres du volume d'une olive, comme enduites de substances grasses, onctueuses au toucher. Ces petites masses graisseuses sont, la plupart du temps, mêlées à des matières molles ou dures, mais le plus souvent encore, les matières fécales sont entourées, au moment de la défécation, d'une couche de graisse liquide qui bientôt se solidifie et forme à leur surface ou à la surface de l'urine du vase « des yeux comme ceux du bouillon gras » (Lancereaux). Les besoins d'aller à la selle sont plus fréquents que normalement, car la stéarrhée fait l'effet d'un lavement de glycérine et irrite la sensibilité du rectum.

L'existence de ces selles, toutefois, ne peut être affirmée qu'après un examen chimique et microscopique. Bonnamy recommande de délayer les matières fécales dans l'éther puis de plonger dans le liquide, une fois filtré, un morceau de papier buvard qui devient transparent comme imbibé d'huile.

L'évaporation de l'éther laisse déposer une matière grasse fluide, qui brûle avec une flamme bleuâtre et qui n'est en somme que de la graisse. L'examen microscopique nous montre des gouttelettes graisseuses solubles dans l'éther, et des aiguilles cristallines sous forme de faisceaux ou de gerbes, qui après vaporisation laissent un dépôt de graisse.

Une fois la certitude acquise qu'on est bien en présence de selles graisseuses, il ne faut pas pourtant en majorer l'importance : ce phénomène est, en effet, dans un rapport forcé avec l'alimentation en graisses, et peut disparaître soit en supprimant tous aliments gras, soit lorsque l'absorption de la graisse par l'intestin est suspendue, dans le cas de compression du canal thoracique par exemple.

La diarrhée graisseuse est malgré tout un bon signe, qu'il faudra rechercher chaque fois que l'on soupçonnera une affection du pancréas.

Les selles décolorées ou argileuses sont aussi un signe important dans l'obstruction des voies pancréatiques. Walker les a observées dans deux cas où le canal de Wirsung était oblitéré.

La lipurie, phénomène caractérisé par la présence d'une plus ou moins grande abondance de graisse dans les urines, coexiste aussi avec la stéarrhée. Tous les auteurs en rapportent des observations. On signale aussi des cas plus rares de lypémie, ou présence de graisse dans le sang. Une jeune fille de dix-sept ans, rapporte Lancereaux, atteinte de diabète, présente en même temps de la lypémie et un pancréas atrophié.

Tous ces symptômes, pris séparément, n'ont pas bien grande valeur ; aucun d'eux n'est pathognomonique et ne suffit à faire porter un diagnostic sûr. Toutefois leur coexistence est précieuse et ne peut nous induire en erreur.

Donc, toutes les fois que nous aurons devant les yeux le tableau clinique suivant : crises douloureuses de coliques, avec inappétence, nausées, vomissements, selles graisseuses, décolorées ou argileuses ; si au retour de chaque crise nous notons du sucre dans les urines, nous pourrons affirmer la présence de calculs dans les voies pancréatiques. De nombreux faits viennent à l'appui de ce que nous avançons. Nous n'en signalerons que deux rapportés par Lancereaux : le premier, de Paulesco, fait partie de l'observation II, l'autre est de Poliakoff. En voici le résumé :

« Il s'agit d'un homme âgé de vingt-huit ans lequel, sans antécédent pathologique antérieur, fut pris, en mars, de douleurs violentes à l'épigastre, irradiant à gauche le long de l'arc costal, jusqu'à la colonne vertébrale et l'omoplate. Les accès se répétèrent avec des vomissements, quatre ou cinq fois en trois semaines, et cessèrent ensuite, à part la persistance d'un état de souffrance dans la région supérieure de l'abdomen.

« En même temps le malade, tourmenté par la soif et par la faim, maigrit et s'affaiblit. Tandis que l'urine non albumineuse renfermait beaucoup de sucre, l'examen des organes ne révélant aucun désordre appréciable, le diagnostic porté fut : diabète, suite de coliques pancréatiques. »

Ces faits, auxquels il est possible de reprocher l'absence d'une preuve matérielle de la lithiase, ne sont pas moins des cas de coliques pancréatiques.

A côté de ces signes importants, il en est un autre qui les accompagne et vient confirmer le diagnostic, c'est le syndrome diabète maigre. Provoqué, nous l'avons vu, par la suppression de la sécrétion interne du pancréas, ce symptôme revêt dans la lithiase pancréatique une physionomie particulière qu'il nous faut étudier.

Il est d'abord temporaire, au début de la maladie, au moment des crises de coliques pancréatiques. On note alors de la polydipsie, de la polyurie, de la glycosurie et de la polyphagie, autant de désordres liés, selon Lancereaux, à une inhibition des sécrétions externe et interne du pancréas, analogue à celle que l'on observe du côté des deux reins, lorsqu'un calcul vient à obstruer l'un des uretères.

Puis, au bout de quelques semaines, ces troubles s'amendent et tout rentre dans l'ordre. Mais ces crises reparaissent bientôt, à intervalles de plus en plus rapprochés, et au bout d'un ou deux ans les calculs ont fini par amener une profonde altération du pancréas ; une atrophie plus ou moins complète de cette glande en est la conséquence, et ainsi est définitivement constitué le syndrome diabète maigre, avec tous ses symptômes particuliers.

Son début est caractéristique ; il est brusque et frappant pour le malade, à tel point que celui-ci peut nous indiquer le mois, la semaine, voire même le jour où son diabète a commencé. Après un temps plus ou moins éloigné d'une crise de colique pancréatique, le malade est pris d'une polydipsie intense : il est tourmenté du besoin pénible, vif et impérieux de l'ingestion d'une quantité de boisson parfois très considérable ; il est ainsi conduit à boire 6, 8, 10 litres et plus dans les vingt-quatre heures, sans pouvoir rafraîchir sa muqueuse digestive et calmer sa soif.

Cette polydipsie est la conséquence de l'exagération du sucre dans les urines ou glycosurie. Celle-ci est aussi énorme : on compte jusqu'à 400, 700 ou 800 grammes de sucre par vingt-quatre heures. Il est vrai que la quantité d'urine est elle-même augmentée. C'est là un effet de la polydipsie ; la polyurie est abondante et proportionnelle à la quantité de liquide ingéré ; aussi il est rendu de 4 à 10 litres d'urines dans les vingt-quatre heures. Elles sont ordinairement claires et limpides, et peu colorées, avec une densité moyenne de 1,030 à 1,040, chiffres en rapport avec le plus ou moins grand excès de sucre et d'azote qu'elles renferment ; l'urée, en réalité, dépasse de beaucoup la normale ; elle dépasse 30 et 60 grammes par vingt-quatre heures. Cette azoturie n'est-elle que l'effet de la polyphagie ou a-t-elle une autre signification ? Problème non résolu, bien que la diminution de l'urée, concordant toujours avec la diminution de l'appétit, soit en faveur de la première hypothèse.

La polyphagie est en effet excessive. Certains malades, non contents de boire, ingèrent une ration d'aliments, triple et quadruple de la ration ordinaire : on ne peut arriver à les rassasier, et leur faim n'est jamais assouvie ; il semble que toutes ces substances avalées ne servent point à leur nutrition.

D'ailleurs, ces malades commencent toujours à maigrir du jour où ils se mettent à manger ainsi avec excès. Et dès lors ils maigrissent, pour ainsi dire, à vue d'œil. Leur dépérissement est en quelque sorte en raison directe de la quantité d'aliments qu'ils prennent. Cet amaigrissement est le signe le plus important du diabète pancréatique, c'est une véritable « phtisie pancréatique », suivant l'expression de Lancereaux. La graisse disparaît en grande partie, les muscles s'atrophient, les téguments se sèchent, se rident, s'amincissent. Toutes les fonctions sont alors rapidement anéanties, la mémoire se perd, la tristesse succède à la gaîté, le travail intellectuel devient impossible, la puissance génitale s'éteint, les forces physiques déclinent de jour en jour, et le malade succombe à la suite d'une complication inflammatoire ou dans le coma (Lancereaux).

Ces divers phénomènes éveillent l'idée d'un désordre sérieux du pancréas. Car, d'après Lancereaux, « le diabète maigre traduit l'insuffisance fonctionnelle du pancréas ». A ce point de vue, il mérite de prendre place à côté de l'asystolie, de l'urémie et de la cholœmie. Ce n'est pas une entité morbide, mais simplement le syndrome révélateur d'une insuffisance pancréatique.

Ce sont les caractères si particuliers de la glycosurie, la vive polydipsie, l'intense polyphagie et l'abondante polyurie qui lui font cortège, et en même temps un état de maigreur excessive qui différencient le diabète maigre de Lancereaux du diabète gras et du diabète nerveux de Claude Bernard, dont nous n'étudierons pas les symptômes particuliers et caractéristiques.

La lithiase pancréatique a donc des signes cliniques plus ou moins importants pris séparément, mais dont l'ensemble et la coexistence sont nécessaires pour le diagnostic. En dehors de ces symptômes, pour ainsi dire classiques, on en rencontrera, rarement pourtant, qui viendront s'y ajouter pour ne contribuer qu'à égarer la notion de l'affection. Par exemple, les hémorragies intestinales ont été notées dans trois faits rapportés par Ancelet; l'observation de M. Nicolas, que nous rapportons, donne ainsi un cas de melænas. On a signalé aussi un ictère passager dans trois cas de lithiase, dû sans doute à la compression du canal cholédoque par un calcul du canal de Wirsung.

Mais ces derniers signes sont exceptionnels, et la lithiase pancréatique a une symptomatologie toujours à peu près identique : coliques pancréatiques avec rejet de sable dans les selles, selles graisseuses ou argileuses, lipurie, et syndrome diabète, avec glycosurie, polyurie, polydipsie, polyphagie et amaigrissement rapide.

ÉVOLUTION ET TERMINAISON

De l'étude des signes cliniques de la lithiase pancréatique, nous concluerons que cette maladie évolue sinon d'une façon continue et progressive, du moins par étapes successives.

Les crises de coliques pancréatiques ouvrent la scène, le diabète maigre la termine. Entre ces deux phases se place, plus ou moins bien nettement, une foule de troubles dyspeptiques et un amaigrissement croissant dont nous nous sommes occupé. Il est vrai que l'on peut avoir simplement quelques crises dues à de petits calculs qui s'évacuent normalement par l'intestin. Mais dans la majorité des cas, les crises se multiplient et finissent par entraîner la mort par insuffisance pancréatique.

La durée de l'affection est des plus variables, de quelques semaines dans le cas de Lancereaux, de trois ans dans le nôtre.

La guérison, avons-nous dit, est possible. Le calcul peut être évacué dans le tube digestif directement, ou par l'intermédiaire d'un ulcère avec ou sans trajet fistuleux. La glande n'a pas eu le temps de s'altérer et sa fonction n'est pas entravée.

D'autres fois, les calculs sont si petits ou si peu nombreux, qu'en vérité ils n'offrent pas d'obstacle à l'écoulement normal du suc pancréatique. Dans les circonstances contraires, quand la lithiase aboutit à l'obstruction définitive des canaux de Wirsung et de Santorini, la glande s'atrophie totalement, donnant lieu à ce syndrome diabète, qui est à peu près fatalement mortel.

D'autres fois elle produit par son processus inflammatoire des adhérences avec les organes voisins ; avec l'estomac dans le cas de Galliard, où leur fistule commençait à s'établir. Dans l'observation de M. Nicolas, les calculs avaient provoqué une fistule traversant la tête du pancréas pour aboutir sur la face inférieure de première portion du duodénum, en avant du sphincter pylorique.

On a constaté enfin, le passage d'un calcul dans la cavité abdominale avec hémorragie mortelle consécutive, et dans quelques cas encore, une péritonite presque toujours fatale.

Mais la terminaison la plus connue de l'affection est la tuberculose pulmonaire. C'est elle que l'on retrouve dans presque toutes les observations, dans les trois que nous rapportons par exemple. D'ailleurs, une fois le diabète maigre constitué, le malade est sous le coup de tous les accidents et complications de cette maladie. C'est ainsi que les troubles cutanés, respiratoires, circulatoires, les différentes lésions du système nerveux peuvent se montrer chez le diabétique, et en provoquer ou hâter la terminaison fatale.

On voit par cette description que le pronostic de

la lithiase pancréatique est malheureusement bénin trop rarement, et que le plus souvent il est très grave, l'affection, au bout de trois ans au plus, entraînant irrévocablement la mort des calculeux.

DIAGNOSTIC

Il convient donc de passer rapidement en revue les affections qui pourraient simuler la lithiase pancréatique et en faire ignorer la présence.

Nous devons d'abord faire le diagnostic différentiel avec les autres entités pathologiques du pancréas. Le problème n'est pas toujours facile. En effet, le diabète maigre est le symptôme le plus connu de presque tous les troubles de cette glande ; il en est l'aboutissant habituel.

En général, les pancréatites ont le début brusque de la colique pancréatique, mais un élément de diagnostic important est l'absence de pierre chez cette dernière. Toutes les néoplasies du pancréas sont aussi facilement distinguées des calculs et du pancréas. Les tumeurs bénignes ont comme signe de leur présence, tout d'abord la possibilité de les sentir par la palpation de la région de l'hypocondre gauche ; certains kystes d'ailleurs, les kystes par rétention, doivent, au contraire, faire songer à de la lithiase pancréatique.

Les tumeurs malignes sont les épitéliomas de la tête, du corps ou de la queue du pancréas. Peut-on confondre leur présence avec celle des calculs pancréatiques? Non, du moins au début, car ces affections. si elles se terminent toutes les deux par le syndrome diabète, le cancer de pancréas, moins souvent pourtant, ont une évolution bien différente. Si, dans la lithiase, le début est brusque et notable par le malade lui-même, dans le cancer le début est insidieux, et pendant une période plus ou moins longue ne traduit son existence par aucun trouble apparent. Puis, les douleurs sont sourdes, en même temps que les forces se perdent : l'anémie consécutive aboutit à une teinte jaune paille, caractéristique, des téguments et des muqueuses.

D'autre part, la palpation bien faite de l'abdomen parvient quelquefois a sentir entre l'ombilic et l'appendice une tumeur de volume variable, bosselée, de consistance ligneuse; mais cette pratique est difficile, car le plus souvent le foie, bourré de noyaux secondaires recouvre l'épigastre et cache la région du pancréas.

Comme on le voit, les calculs du pancréas et les cancers de cette glande ont des caractères bien différents, et ne sauraient être pris les uns pour les autres.

Ce n'est que dans les phases ultimes de leur évolution que les lésions du pancréas sont difficiles à différencier. En effet, lorsqu'il existe un véritable diabète, de la maigreur et une déperdition progressive des forces, il ne peut, bien entendu, y avoir de doute sur l'existence d'une altération plus ou moins complète du pancréas; mais la question est de savoir sa nature et son origine. S'il est possible de savoir qu'il y a eu antérieurement des crises de coliques pancréatiques, le diagnostic de la lithiase est des plus vraisemblables,

Dans le cas contraire il est beaucoup plus difficile, et ce n'est qu'en tenant grand compte des commémoratifs et de l'évolution du mal, qu'on parviendra à en connaître l'origine.

Il existe encore de nombreuses maladies qui pourraient donner le change à la lithiase. Ce sont les crises de coliques pancréatiques, qui ont le plus souvent été méconnues ou prises pour des coliques analogues : en premier lieu pour la colique hépathique. Mais si on les étudie d'un peu près, elles ne peuvent être confondues, malgré leur analogie.

En effet, tout d'abord leur siège est différent. La douleur que provoque le calcul biliaire dans les régions de la vésicule ou de l'épigastre, ses caractères, son début brusque, avec ascension de la température généralement, une ou deux heures après le repas. Ces phénomènes réflexes, vomissements, frissons, avec petitesse du pouls et surtout l'ictère consécutif, sont autant de signes dont l'ensemble et la succession appartiennent uniquement à la lithiase hépathique. Les crises pancréatiques, exceptionnellement suivies d'ictère, s'accompagnent de stéarrhée et de glycosurie, et peuvent rarement être méconnues.

On ne les confondra pas non plus avec la colique néphrétique du côté gauche, dont la douleur s'irradie vers les aines et les testicules, en même temps qu'il se produit une diminution notable des urines ; la fin de la crise est d'ailleurs marquée par le rejet de sable urinaire, différent des calculs pancréatiques de carbonate de chaux.

A la rigueur, le diagnostic pourrait encore rester

hésitant avec les névralgies du plexus solaire, ou les névralgies intercostales avec la gastralgie ou les douleurs de l'ulcère de l'estomac, du duodénum, comme le montre l'observation de Nicolas.

Mais toutes ces affections ont des signes propres qu'il faudra rechercher en détail. D'un autre côté, si nous étudions avec soin les différents symptômes fournis par la présence des calculs au sein du pancréas et les altérations qu'elle y provoque, en face de coliques pancréatiques avec stéarrhée, lipurie ou selles argileuses mêlées de calculs de carbonate de chaux, en face du syndrome diabète maigre avec glycosurie, polydipsie, polyphagie, polyurie et amaigrissement rapide, nous devrons soupçonner, sinon, affirmer l'existence de la lithiase pancréatique.

THÉRAPEUTIQUE

Avant de terminer, nous dirons quelques mots du traitement de la lithiase pancréatique.

Il sera différent, bien entendu, suivant que le diabète sera ou non définitivement constitué.

Dans le second cas, le traitement poursuit deux buts principaux : combattre les accès de colique pancréatique et favoriser l'évacuation des concrétions calcaires dans l'intestin. Un seul et même agent, la morphine, parvient le plus souvent à les atteindre, car calmer la douleur, c'est contribuer à l'élimination des calculs. D'autres médicaments ont été employés, tels que les bromures, le chloral, le chloroforme, l'opium ; mais la morphine est le meilleur. Il est d'abord le plus actif, et ensuite le plus prompt à employer pour éteindre la douleur et permettre ainsi l'issue du corps étranger. Les purgatifs salins, et surtout les purgatifs huileux sont ensuite indiqués, si l'on soupçonne la rétention d'un calcul ; ils agissent soit comme évacuateurs, soit en excitant l'intestin, qui par ses contractions déterminera l'expulsion du calcul retenu. Le bicarbonate, le salicylate de soude ont été employés, pour leur action dissolvante sur les concrétions. La pilocarpine, préconisée par Holzmann dans l'espoir de produire sur le pancréas une hypersécrétion semblable à celle qu'elle produit sur les glandes salivaires, n'a pas encore donné les preuves suffisantes de son efficacité. Le régime lacté sera préféré à tout autre. On prescrira aussi toutes les eaux alcalines de Vichy, de Vals ou de Carlsbad.

Le traitement change lorsque le pancréas est atrophié et le diabète constitué. Il convient alors d'interdire tous les aliments féculents et de les remplacer par des aliments azotés ; la viande, le poisson, les légumes frais, le vin, seront permis. Régime lacté, en cas de lésions rénales. — Afin de suppléer à l'insuffisance de l'organe, on a mis en usage dans les affections du pancréas la méthode opothérapique : c'est ainsi que l'on administra en ingestion le pancréas, soit en nature, soit sous forme d'extraits secs, soit en lavements, soit en injections hypodermiques d'extraits fluides. Mais les résultats furent contradictoires, et l'opothérapie pancréatique est tour à tour en disgrâce ou en honneur.

Il sera aussi utile de prévenir, autant que possible, l'intoxication diabétique par l'action de purgatifs et de diurétiques répétés, par des stimulants de la peau, enfin par le repos du corps et de l'esprit. Malgré tout, s'il y a menace de coma, il faut recourir à de hautes doses de bicarbonate de soude, ou, s'il est déjà déclaré, à l'injection intraveineuse d'une solution de bicarbonate de soude (Collet).

Ajoutons, pour terminer, que chaque accident et complication de la lithiase seront susceptibles d'une thérapeutique appropriée.

OBSERVATIONS

OBSERVATION I

(Lancereaux, *Traité des maladies du foie et du pancréas.*)

Lithiase pancréatique : obstruction des canaux de Wirsung et de Santorini par des calculs de carbonate de chaux ; sclérose consécutive et diabète maigre.

I. B..., ébéniste, âgé de quarante-deux ans, né en Belgique, domicilié à Paris, père de quatorze enfants, a perdu sa mère d'aliénation mentale, son père est bien portant. Quant à lui, à part une syphilis contractée à vingt ans, et la perforation du voile du palais survenue un an plus tard, il s'est fort bien porté et sans le moindre embonpoint, jusqu'au printemps de l'année 1874, époque à laquelle il fut atteint d'un anthrax au dos. C'est vers ce moment que son appétit augmenta pour devenir peu à peu insatiable, qu'il fut pris d'une soif vive et d'une abondante polyurie. Bientôt après, il remarqua qu'il perdait ses forces et s'amaigrissait, ce qui ne l'empêcha pas de continuer son travail.

Dans le courant de l'année 1876, il eut à plusieurs reprises une céphalée intense, des éblouissements, et vit une partie de ses dents, autrefois très bonnes, se carier, sa soif et son appétit étaient très vifs, pendant l'été surtout. Il prétend qu'il rendait jusqu'à 14 litres d'urine dans les vingt-quatre heures. En août, il fut pris d'un œdème des membres, qui persista durant huit à quinze jours, et, le 28 novembre, il venait réclamer nos soins. C'est un homme grand, mince, pâle, très maigre, qui boit, urine abondamment, et chaque jour perd ses forces malgré un appétit insatiable. Aucun organe ne paraît lésé : le cerveau, le cœur, les poumons sont sains, le foie déborde très légèrement, il n'y a ni vomissement, ni diarrhée.

Pendant tout le cours de décembre, ce malade rend chaque jour de 6 à 7 et même 8 litres d'une urine acide, claire, très pâle. Ce liquide a une densité qui varie entre 1,030 et 1,039, il renferme une quantité de sucre qui oscille entre 500 et 560 grammes et une quantité d'urée très variable.

Vers le 8 décembre, il commence à tousser, et au bout de quelques jours il expectore des crachats colorés, jaunâtres ou verdâtres, peu aérés, visqueux et intimement adhérents au vase. Ces crachats ayant tous les caractères de l'expectoration dans la pneumonie franche, nous constatons, au niveau de la région axillaire et en arrière, l'existence d'un souffle doux et de nombreux râles crépitants ; néanmoins, pas de réaction fébrile, la température ne dépasse pas 37 degrés centigrades, du moins le matin, de telle sorte que ce nouvel accident est à peine remarqué par le malade. Dans les premiers jours de janvier, expectoration sanguinolente pendant trois jours ; à partir de ce moment, les crachats deviennent opaques, peu aérés et beaucoup moins visqueux, en sorte que l'existence d'une phtisie pulmonaire est manifeste.

A partir du mois de janvier l'appétit se perd, l'amaigrissement progresse à vue d'œil, la quantité des urines diminue, des gargouillements sont entendus dans la fosse sus-épineuse du côté droit ; le poumon de ce côté respire mal ; à gauche, il existe d'abondants râles muqueux, et sur quelques points un souffle léger ou du moins une diminution notable du murmure vésiculaire. Les gencives sont molles, fongueuses et légèrement saillantes : les dents tendent à se déchausser et, quoique très belles autrefois, elles sont aujourd'hui pour la plupart altérées. La vue est normale, le malade ne s'en plaint pas. Les urines, moins abondantes, dépassent rarement 6 litres ; leur densité, qui était au commencement de décembre de 1,038, vers le 15 de 1,045, puis de 1,030, descend à 1,024 et à 1,018 dans le courant de février. La quantité de sucre est également moindre, car de 560 grammes elle tombe à 460. L'urée est aussi moins abondante, tandis que les chlorures et les phosphates sont en augmentation. Les selles n'ont aucun caractère spécial : elles sont rares.

A partir du 15 février la température s'élève de 37°5 le matin à 38 degrés et quelques dixièmes le soir. Le dépérissement est de plus en plus prononcé; à la constipation opiniâtre succède une diarrhée poisseuse et fétide, puis, il survient de l'œdème, l'appétit diminue et les digestions sont mauvaises. Le malade épuisé, tombe dans un marasme profond ; il ne peut retenir ni les matières fécales, ni les urines; il devient somnolent, cesse de manger et succombe le 8 mars avec du muguet.

Autopsie. — Les os du crâne sont amincis, les méninges intactes, les artères cérébrales saines, le cerveau et le cervelet normaux. Le plancher du 4e ventricule n'a rien de spécial, mais le bulbe incisé est le siège d'une vascularisation marquée. La moelle épinière est un peu molle, légèrement injectée. Les poumons présentent les lésions d'une tuberculose avancée ; le cœur est à peu près normal. Le foie, hyperémié, pèse 1430 grammes, sa consistance et sa coloration sont peu on pas modifiées) et à sa surface apparaît un riche réseau lymphatique; la bile est peu colorée. La rate, augmentée de poids, un peu molle, présente une légère dépression transversale. Les reins sont plutôt augmentés que diminués de volume. Le rein droit pèse 140 grammes; son parenchyme normal adhère, sur quelques points à la capsule. Le rein gauche est occupé par un kyste qui a le volume d'un marron ; il est d'ailleurs normal. La vessie est large, légèrement hypertrophiée, la prostate est normale.

Les dents restantes sont déchaussées, et pour la plupart carriées. L'estomac est dilaté : ses tuniques, et surtout la membrane muqueuse sont hypertrophiées; ses glandes font saillie à la surface de cette dernière membrane, que recouvre un mucus épais, visqueux, très adhérent. Les glandes duodénales sont saillantes et manifestement hypertrophiées. L'intestin grêle, injecté, contient des matières d'un jaune verdâtre, ayant la consistance de matières grasses et composées surtout de mucus coloré par la bile.

Le pancréas est difficile à trouver, à un tel point que si je n'avais eu à l'avance l'intention d'examiner cet organe, il m'eût certainement échappé. Il est, en effet, considérablement diminué de volume, jaunâtre, mince, aplati et d'aspect rubané. La substance parenchymateuse a en partie disparu, et ce qui en reste se trouve transformé en granulations moléculaires, grisâtres ou graisseuses. Le canal accessoire qui va se jeter dans le duodénum, un peu au-dessus de l'ampoule de Vater, est élargi au point que son calibre n'est pas moindre que celui de l'uretère ; le canal principal, un peu moins large, aboutit à cette ampoule avec le canal cholédoque. A l'intérieur de ces canaux, on constate la présence de nombreux calculs, d'un blanc brillant et d'un volume variable.

Ces calculs ont des arêtes nombreuses ; ils sont légers, entièrement composés de carbonate de chaux ; l'un d'eux, cylindrique et dont le volume dépasse celui d'un gros pois, a une longueur de près de 2 centimètres ; les autres sont volumineux et très nombreux, et les canaux excréteurs en sont comme bourrés. Les canaux qui viennent s'y aboucher ont, pour la plupart, leurs orifices obstrués par des calculs plus petits, de telle sorte que la glande tout entière se trouve dans l'impossibilité absolue de sécréter, au moins depuis un certain temps.

Les ganglions semi-lunaires se font remarquer par leur fermeté et leur volume relativement considérable ; ils sont en apparence hypertrophiés. Les cellules uni et bipolaires très nombreuses ont leurs noyaux et leurs prolongements tout à fait intacts. Les muscles sont partout décolorés, amincis et réduits à de simples bandelettes. Les os sont manifestement raréfiés ; les côtes et les corps vertébraux se tranchent facilement au couteau. Le tissu cellulaire adipeux a totalement disparu.

OBSERVATION II

(Paulesco, rapportée par Lancereaux, *Traité des maladies du foie et du pancréas.)*

Crises de colique pancréatique; stéarrhée et glycosurie.

D..., Marie, parfumeuse, âgée de trente ans, est une jeune femme bien constituée, dont les parents sont en bonne santé, à part sa mère atteinte de migraines et de névralgies.

Etant enfant, cette femme a eu la rougeole et la variole, vers l'âge de dix ans, elle a été atteinte d'abcès tuberculeux de l'os malaire gauche, du tibia gauche et de l'humérus droit. Réglée à neuf ans, et depuis lors toujours régulièrement menstruée, elle a un enfant qui se porte bien. Depuis l'âge de quatorze ans, elle souffre dans le bas-ventre à chaque époque menstruelle, éprouve des migraines et quelques douleurs vagues au niveau des jointures, et depuis plusieurs années des digestions laborieuses : après le repas, son ventre gonfle, elle a des renvois, de la somnolence, des baillements, et surtout des crampes à l'épigastre, avec irradiations dans le dos et entre les deux épaules.

En 1892, cette malade est atteinte d'un choléra, ou du moins d'une diarrhée très forte, qui l'oblige à garder le lit pendant un mois. Elle se levait depuis environ quinze jours, lorsqu'un matin, en préparant son déjeuner, elle est prise tout à coup de coliques très intenses, accompagnées de vomissements bilieux, de frissons, de bouffées de chaleur, avec sueurs froides ; elle se couche, et néanmoins ses douleurs persistent jusqu'au soir. Le lendemain, peu de temps après le repas de midi, elle est reprise de coliques analogues à celle de la veille et vomit son manger ; la crise ne dure cette fois qu'une demi-heure.

A la suite, tout rentre dans l'ordre, la malade ne remarque rien d'anormal du côté des urines ou des matières.

Deux ans plus tard (mai 1894), un quart d'heure après avoir

déjeuné, cette femme, se rendant à son atelier, est prise de coliques très intenses, semblables à celles qu'elle avait déjà eues, et accompagnées de nausées, frissons et sueurs, qui l'obligent à rentrer chez elle et à se coucher. La crise dure presque toute la journée ; elle ne vomit pas, mais vers le soir, en allant sur le vase, elle remarque, pour la première fois, que ses matières sont entourées d'une graisse qui surnage à l'urine et, qui d'abord liquide et jaune comme de l'huile, se solidifie ensuite.

En même temps, elle se trouve atteinte d'une soif vive et éprouve un besoin insolite de manger, quoique ayant des envies fréquentes de vomir. La stéarrhée persiste pendant près de deux mois, et pendant tout ce laps de temps, cette malade mange, boit beaucoup et urine de même. Puis, ces symptômes s'amendent, sauf la polyurie qui dure encore quelque temps, et finit par disparaître en septembre 1894.

Pendant l'hiver, il survient sur le cou, les avant-bras et les mains, une éruption « comme des cloques de brûlure », dit la malade, qui s'accompagne d'un violent prurit et disparaît au bout de quinze jours.

Le 6 août 1895, vers 10 heures du matin, faisant son ménage, elle est prise à nouveau et tout à coup de coliques violentes, analogues à celles qu'elle avait ressenties, et comme elles accompagnées de frisson, de sueurs froides et de nausées, mais sans vomissements. En allant aux cabinets, elle s'aperçoit que le papier qu'elle avait employé était gras, comme si on avait versé de l'huile dessus. Cette crise cesse au bout d'une heure ; mais le lendemain soir (à 6 heures), au moment du repas, elle reparaît avec les caractères et la durée de celle de la veille. Depuis longtemps d'ailleurs, cette femme éprouve, deux heures après les repas, des crampes d'estomac localisées à l'épigastre, avec des irradiations dans le dos, entre les deux épaules. Presque toujours accompagnées d'éructations, ces douleurs sont bien différentes des accès de colique, qui surviennent tout à coup, avant ou après le repas, et se localisent, sous forme de douleurs très aiguës, un peu au-dessous de l'ombilic, et bien au-dessous du creux épigastrique, siège des crampes d'estomac; elle reconnaît, au reste, que les caractères de ces douleurs ne sont pas identiques. La crise de colique, accompagnée de nausées et de vomissements, de frissons et de sueurs froides, l'oblige parfois à se coucher, dure une demi-heure à une heure, et même davantage, puis revient souvent le lendemain à la même heure, et principalement au début d'un repas.

La malade, à qui on demande de préciser davantage et de montrer avec la main le siège de la douleur, trace au doigt, un peu au-dessus de l'ombilic, une ligne transversale, étendue entre les deux rebords costaux et qui représente assez bien la position du pancréas. Elle prétend, en outre, que la souffrance est bien plus vive à gauche qu'à droite, et se prolonge plus loin de ce côté-là. Depuis la dernière crise (avril 1895), il n'y a pas eu de nouvelles coliques, mais la stéarrhée a persisté sans diarrhée ; la malade se présente souvent au cabinet, cinq à six fois le jour et sept à huit fois la nuit, rend peu de matière chaque fois, malgré des besoins impérieux. Elle mange beaucoup, boit et urine abondamment; néanmoins elle maigrit et perd journellement ses forces ; son caractère a changé et elle a toujours envie de pleurer.

Admise dans notre service le 25 octobre 1895, cette femme, maigre et pâle, ne présente pas de myœdème. Le cœur et les poumons sont normaux ; le pouls bat 92 fois à la minute, il est régulier et d'intensité moyenne. Le foie déborde le rebord costal de deux travers de doigt et la rate mesure 10 × 15 centimètres. Le ventre est normal et ne présente ni ascite, ni météorisme. La malade rend, par vingt-quatre heures, 2 litres d'urine, d'une densité de 1,025, contenant des traces d'albumine, 20 grammes de sucre par litre, 140 grammes par vingt-quatre heures, et environ 10 grammes d'urée pour le même espace de temps. Les matières sont solides, mais molles et pâteuses, de couleur grisâtre. Au moment de la défécation, elles sont entourées d'une couche de graisse liquide qui vient surnager à la surface de l'urine, et finit par se solidifier peu après, en formant à la surface du liquide des gouttelettes figées, semblables à ce que l'on observe à la surface d'un bouillon gras refroidi.

Peu à peu cet état s'améliore, la stéarrhée disparaît; le 2 novembre, l'urine ne pèse plus que 1,012 et contient à peine quelque grammes de sucre; le 10 du même mois il n'y en a plus trace, les urines, dont la densité est tombée à 1,010, ne contiennent pas d'albumine. La malade éprouve pendant quelque temps encore, au moment de la défécation, de vives douleurs au pourtour de l'ombilic, puis elle perd l'appétit, sa langue devient blanche et nous la soumettons au régime lacté. Cet état gastrique dure une quinzaine de jours et disparaît; la malade nous quitte le 24 décembre 1895. Depuis lors nous l'avons revue à plusieurs reprises; elle a engraissé, n'a plus eu ni coliques ni stéarrhée et se porte bien. Pendant l'hiver 1897, elle se plaint d'un spasme du col de la vessie, que le passage d'une sonde métallique suffit à faire cesser.

OBSERVATION III

(J. Nicolas. Communication à la Société des sciences médicales de Lyon, 1897.)

Lithiase pancréatique, angio-pancréatite suppurée. — Abcès ouvert dans le duodénum. — Diabète maigre. — Mort par pneumonie caséeuse.

G..., Pierre, âgé de quarante-sept ans, boulanger, entre à l'Hôtel-Dieu de Lyon, salle Saint-Jean, n° 6, dans le service de M. Mollière, alors suppléé par M. Nicolas.

Aucun antécédent héréditaire direct, collatéral ou personnel notable. Deux enfants bien portants. Sa femme est morte de tuberculose pulmonaire. Son affection a débuté deux mois et demi avant son entrée à l'hôpital, par inappétence survenue brusquement, affaiblissement rapide, douleurs violentes, brusques, survenant de temps en temps dans la journée, sans rapport avec l'ingestion des aliments, siégeant au niveau de l'épigastre que le malade compare à la sensation d'un corps volumineux, d'une grosse boule, suivant ses propres termes, qui remonterait de l'ombilic vers l'épigastre pour éclater au niveau du creux épigastrique. Ces accidents sont donc paroxystiques, intermittents, se produisant à intervalles variables, à n'importe quel moment de la journée, plutôt cependant dans les heures qui suivent les repas, mais sans que l'ingestion des aliments soit immédiatement douloureuse. Pas de vomissements, pas de sensations de brûlure à l'épigastre, ni pyrosis, ni régurgitations acides.

L'estomac n'est pas dilaté, pas de tumeur appréciable, pas de douleur localisable à la palpation. Pas d'ictère. Rien autre de particulier à signaler, sauf un peu d'obscurité sans râles, ni autres signes d'auscultation ni de percussion au sommet des deux poumons.

Une raucité légère de la voix avec aspect velvétique de la muqueuse au niveau des aryténoïdes, font croire au début d'une tuberculose laryngée.

Léger disque d'albumine dans les urines. Température, 37°6 et 37°7.

En présence de tels symptômes, le diagnostic restait hésitant entre ulcère d'estomac, lithiase biliaire, etc., lorsque, le 17 septembre 1847, sans écart de régime, sans cause apparente, le malade eut un mélæna extrêmement abondant, qu'on peut évaluer à près de 1 litre de sang, suivi d'un soulagement extrême avec disparition des douleurs, mais anémie extrême. Glace intus et extra. Ergotine. Régime lacté absolu. 2 litres de lait par jour.

En présence de ce nouveau symptôme, le diagnostic restait circonscrit entre ulcère de l'estomac et ulcère du duodénum. L'absence de tout accident gastrique fit pencher en faveur de ce dernier, aussi fut-il dès lors regardé comme le plus probable. Dès le 27 septembre, le malade se sentant beaucoup mieux, on permit un régime moins sévère.

Les selles sont absolument normales, plus de sang depuis longtemps. Les douleurs, qui n'avaient pas reparu depuis l'hémorragie intestinale du 14 novembre, font de nouveau leur apparition vers le 3 décembre, mais elles n'ont plus le caractère paroxystique et intermittent, elles sont devenues constantes.

Nouveaux mèlænas vers les 8 et 15 décembre.

En même temps survient un violent point de côté, à droite, sans fièvre encore, ni frisson. En même temps, le malade prend une polyurie, une polydipsie et une polyphagie très marquées indice d'un diabète en évolution.

Dans les premiers jours de janvier, l'état général s'aggrave rapidement, la fièvre devient très vive, 40 degrés et plus, à type inverse, en même temps que l'examen montre l'existence d'une pneumonie probablement caséeuse du sommet droit.

Les signes du diabète persistent: 4 lit. 450 d'urine sur 179 grammes de sucre par vingt-quatre heures, traces d'albumine avec polydipsie et polyphagie.

Dès lors, le diagnostic porté est celui de diabète aigu pancréatique dû à une pancréatique aiguë ou supprimée, par inflammation de voisinage reconnaissant pour cause l'ulcère du duodénum diagnostiqué.

Le malade meurt le 8 janvier de sa pneumonie caséeuse.

L'autopsie a démontré que tout le cortège symptomatique précité, dont le diagnostic était en grande partie vérifié, était dû à de la lithiase pancréatique : quinze à vingt calculs blanc hérissés, enchâssés dans les parois, obstruaient complètement le canal de Wirsung, depuis l'ampoule de Vater jusqu'au tiers gauche du pancréas, où le canal, s'abouchant largement et librement dans une poche purulente à parois fibreuses, occupait toute la partie moyenne du pancréas, le tissu glandulaire autour d'elle paraissant notablement sclérosé. Cette poche purulente s'était ouverte dans le duodénum par une fistule traversant la tête du pancréas, pour venir s'ouvrir par un orifice arrondi, de 5 millimètres de diamètre environ, sur la face inférieure de la première portion du duodénum, immédiatement en avant du sphincter pylorique.

Nombreuses adhérences du pancréas sclérosé aux organes voisins. Les autres lésions constatées étaient : une pneumonie caséeuse typique du lobe supérieur du poumon droit, avec congestion et œdème du reste des deux poumons, sans granulation, tuberculose légère du sommet droit. Pleurésie droite à épanchement de 400 à 500 grammes.

Foie volumineux, parsemé de taches jaunâtres probablement graisseuses. 3.000 grammes.

Vésicule et canaux biliaires sains.

Rate volumineuse, 450 grammes, diffluente.

Cœur hypertrophié (550 grammes), surtout du côté du ventricule gauche.

Légère adhérence aortique.

Reins gros et congestionnés, substance corticale blanchâtre.

En résumé, le diagnostic devait donc être :

Lithiase pancréatique, angio-pancréatite suppurée, abcès du pancréas ouvert dans le duodénum. Diabète aigu par sclérose pancréatique, et mort par pneumonie caséeuse.

OBSERVATION IV (personnelle).

Lithiase pancréatique. — Coliques pancréatiques. — Kystes consécutifs. — Atrophie du pancréas. — Diabète maigre permanent. — Mort par tuberculose pulmonaire. — Evolution en trois ans.

Le nommé Paul R..., employé, âgé de trente-six ans, entre à l'hôpital de Mustapha, le 13 septembre 1899, salle Laënnec.

Son père, âgé de cinquante-sept ans, vit encore, en excellente santé. C'est un homme robuste, qui semble n'avoir jamais présenté aucun symptôme d'arthritisme. Au point de vue nerveux, rien de particulier, ni aliénation mentale, ni hystérie, ni épilepsie chez les descendants. La mère est morte de typhus à Cannes. Jamais malade antérieurement. Deux frères bien portants, ni migraine, ni rhumatisme, ni obésité.

Paul R.... est né en Suisse, à Nyon. Il se rappelle avoir eu fréquemment dans sa jeunesse « des crises », crises nerveuses selon toutes probabilités. Il vint en France, séjourna à Cannes, puis à Nice, et là mena bonne vie, « il faisait bonne chère et buvait bien », suivant ses propres expressions. En 1882, il arrive en Algérie, habite successivement Courbet, puis Isserville. Dans ces centres fiévreux, il n'échappe pas à l'impaludisme. De 1887 à 1890 les fièvres ne le quittent pas. En 1896, notre malade est atteint de névralgie sciatique droite. Puis, quelque temps après, surviennent de violentes douleurs épigastriques que rien ne pouvait calmer.

Paul R... se tordait de souffrance, comme s'il avait eu des coliques, nous dit-il. Depuis ce temps, sa santé est sérieusement altérée. A intervalles plus ou moins longs, ces crises épigastriques reparaissent, ébranlant chaque fois sa santé de plus en plus.

Il remarque, en effet, qu'il n'a plus la même activité, la même aptitude au travail. Enfin, dans les premiers jours d'octobre 1898, étonné d'une faim que rien ne pouvait assouvir, d'une soif inextinguible, le malade va consulter le médecin d'Isserville ; celui-ci, devant les symptômes accusés, examine les urines et y décèle le sucre : le dosage établit une élimination de 332 grammes de glycose par vingt-quatre heures et en 5 litres d'urines. On soumet le malade au traitement diabétique. Sous l'influence du régime, la glycosurie diminue quelque peu, mais insensiblement. L'élimination du glycose se maintient entre 200 et 250 grammes par vingt-quatre heures et par 5 à 6 litres d'urine. Jamais il n'y a trace d'albumine. L'urée se trouve à un taux assez élevé, entre 35 et 40 grammes. Pas la moindre trace d'acétone. Les analyses sont faites régulièrement tous les mois.

Une constipation opiniâtre ne tarde pas à s'établir, puis surviennent des débâcles. Dans le courant de février, les selles diarrhéiques renferment de la graisse, qui surnage en assez grande quantité. L'amaigrissement et la faiblesse vont s'accentuant de jour en jour. La fatigue devient telle que le malade est obligé de cesser complètement tout travail. De février en juillet il décline rapidement. Depuis quelque temps déjà, il s'est aperçu de sa complète impuissance génésique. En juillet, il vient s'installer à Alger. Au mois d'août, lui qui jusqu'alors n'avait jamais toussé, remarqua l'apparition d'une toux sèche : sueurs nocturnes abondantes, puis crachats striés de sang. Une diarrhée profuse s'établit définitivement. L'appétit disparaît. Son état s'aggravant tous les jours, le malade entre à l'hôpital dans les premiers jours de septembre.

Le malade est dans un état de cachexie avancée. Il se plaint de vives douleurs au niveau du mamelon gauche.

A la percussion du thorax, on note de la matité à gauche, au sommet. A droite, submatité. L'auscultation permet de reconnaître à gauche tous les signes cavitaires de la bacillose : en avant, gargouillement; en arrière, craquements humides.

A droite, bacillose au deuxième degré.

A l'auscultation du cœur, les deux bruits sont assourdis. Il existe un souffle systolique à la pointe. Les artères sont athéromateuses. Pouls petit et rapide.

Foie normal, ne débordant pas les fausses côtes. Pas douloureux à la percussion. Le malade n'a jamais eu d'ictère.

Rate normale.

La région épigastrique est douloureuse. Au palper, empâtement qu'on ne peut limiter. Ventre ballonné.

Du côté du système nerveux, troubles nets. Faiblesse musculaire complète. Irritabilité excessive. Humeur difficile.

Réflexes rotuliens abolis. Réflexe crémastérien existe. Du côté de la sensibilité, rien à noter.

Les gencives sont saignantes. Aucun symptôme cutané à signaler.

Tel est l'état de notre malade à son entrée à l'hôpital.

L'examen des urines, fait immédiatement, donne un résultat négatif : ni sucre, ni albumine. La glycosurie, qui était de 200 grammes au commencement d'août, a complètement disparu en septembre. Un nouvel examen des urines, fait six jours après le premier, donne le même résultat.

En conséquence, d'après les renseignements fournis par Paul R... sur sa maladie, d'après son évolution, le diagnostic de diabète pancréatique s'imposait. Mais de quelle origine?

Nous pensâmes à une tumeur du pancréas comprimant le

plexus solaire, d'où névralgie de ce plexus et crises épigastriques douloureuses.

Le dénouement ne tarda guère. Les lésions bacillaires ne font que progresser rapidement. De violentes douleurs épigastriques surviennent encore de temps à autre. Œdème des extrémités, vomiques purulentes. Les urines, d'abord de 3 litres environ, diminuent sensiblement ; leur volume s'abaisse à 1 lit. 500, et enfin 700 grammes par vingt-quatre heures.

Le 13, au matin, le malade s'éteint tranquillement en vrai phtisique.

Autopsie. — L'autopsie est faite six heures après le décès, de telle sorte que les organes ont subi peu de transformation.

Cavité thoracique. — Pas de liquide dans les plèvres. Le poumon gauche est complètement adhérent. On l'arrache par lambeaux. D'énormes cavernes occupent le sommet gauche. La base présente de petites cavités et est farcie de gros tubercules.

Adhérences au sommet du poumon droit. Infiltration tuberculeuse généralisée.

A l'ouverture du péricarde, issue de liquide séro-fibrineux dont la quantité est d'environ 200 grammes. Cœur petit, dur, pesant 220 grammes. Les valvules ne présentent aucune lésion.

Organes abdominaux. — A l'ouverture de la cavité péritonéale, issue de 2 litres de liquide limpide.

Estomac dilaté.

Rate hypertrophiée et congestionnée. Poids = 200 grammes.

Foie normal. Poids = 1500 grammes. Surface régulière.

La vésicule biliaire n'est pas dilatée, renfermant une bile transparente jaunâtre. Pas de calculs.

Instestin grêle et gros intestin ne présentent aucune lésion.

Reins hypertrophiés. Le gauche pèse 195 grammes ; se décortique bien. Coupe nornale. Le droit pèse 210 grammes. Bosselé, dur, se décortique mal. La substance corticale a son épaisseur normale.

Nous recherchons alors le pancréas, siège présumé de toute l'affection.

Nous tombons sur une masse kystique vers le haut, dure et

bosselée en certains endroits : cette masse, par la forme, ne ressemble en rien au pancréas. Extrait de sa loge, nous l'examinons : il est complètement atrophié. Deux kystes du volume d'une mandarine occupent : l'un, la tête du pancréas ; l'autre, le corps. Quatre autres, du volume d'une noisette, occupent le centre de l'organe. La face postérieure du pancréas présente ses rapports normaux.

Le pancréas présente à peu près sa longueur normale : 16 centimètres. Nous incisons alors avec soin, suivant le trajet du canal principal de la glande, le canal de Wirsung. Au toucher, nous avons préalablement constaté la présence de petits corps durs, roulant sous le doigt. A la coupe, le tissu pancréatique est absolument méconnaissable. Le canal de Wirsung, présente des dimensions considérables, de même le canal accessoire est fortement dilaté. La cause de cette dilatation est due à la présence, dans leur intérieur, de nombreux calculs d'un blanc brillant et d'un volume variable. Au nombre d'une vingtaine, les uns ont la dimension de petits pois, les autres sont plus petits. Certains sont minuscules.

L'analyse de ces calculs, minutieusement faite, donne comme résultat :

Carbonate de chaux	82 0/0
Phosphate de chaux	12,7 0/0
Sels de magnésie et chlorures	3 0/0
Cholestérine.	traces.

Les conduits qui viennent s'aboucher dans les deux canaux de Wirsung et de Santorini sont oblitérés. De plus, il nous a été impossible, malgré nos recherches, de retrouver l'orifice intestinal du canal de Wirsung.

Le contenu des kystes est un liquide citrin, filant, analogue au suc pancréatique. Leur intérieur est lisse, sans communication avec les canaux de la glande.

Du côté des vaisseaux, athérome artériel.

Aucune hypertrophie des ganglions semi-lunaires.

CONCLUSIONS

I. La lithiase pancréatique est une entité morbide bien définie, mais certains points sont encore à éclaircir et ne pourront l'être qu'avec de nombreuses observations.

II. Son étiologie est peu connue, les statistiques faisant défaut. Sa pathogénie est l'objet d'un problème encore à l'étude : est-ce l'infection ou la diathèse arthritique qui en est le facteur important ? Il nous semble que ces deux causes se prêtent un mutuel accord et concourent à la formation des calculs.

III. Les symptômes de la lithiase du pancréas sont variables et inconstants. Ils se ramènent à deux principaux. La colique pancréatique avec son cortège semble être pathognomonique de l'affection calculeuse, mais d'ailleurs difficile à diagnostiquer ; on ne la recherche pas toujours.

Quant au syndrome diabétique maigre, il a des signes caractéristiques ; s'il est commun à plusieurs affections du pancréas, il n'en est pas moins constant dans la lithiase.

IV. L'affection évolue dans l'espace de quelques mois à trois ans au plus. Car si elle se termine quelquefois par la guérison, les progrès du diabète pancréatique sont si rapides, que l'issue fatale est en quelque sorte la règle.

V. D'où la nécessité d'établir un diagnostic précoce au moment des crises de coliques pancréatiques, afin d'utiliser les ressources de la thérapeutique.

BIBLIOGRAPHIE

ARNOZAN, Article « pancréas » du Traité de pathologie générale de Bouchard, 1901.

— Article « pancréas » du Dictionnaire encyclopédique des sciences médicales, 1881.

BAUMEL, Calculs pancréatiques observés dans un cas de diabète maigre (Montpellier médical, 1881).

BOUCHARD, Traité de pathologie générale, 1900.

— Maladies par ralentissement de la nutrition.

BRUNET, Un cas de lithiase pancréatique (Journal de médecine de Bordeaux, 1893).

FAUCONNEAU DU FRESNE, Traité de l'affection calculeuse du foie et du pancréas, Paris, 1852.

GAILLARD, Calcul du pancréas se déversant dans l'estomac (Progrès médical, Paris, 1880).

GIORGI, Diabète pancréatique (th. de Lyon, 1890).

KLIPPEL et LEFAS, Article « maladies du pancréas » (Archives générales de médecine, 1899).

LANCEREAUX, Des lésions du pancréas dans ses rapports avec le diabète sucré (Bull. de l'Acad. demédecine, Paris 1877, 1888).

— Traité des maladies du foie et du pancréas, Paris, 1899.

LANNOIS et LEMOINE, Des lésions du pancréas dans le diabète (Archives de médecine expérimentale, III, 1890).

LAPIERRE, Diabète pancréatique (th. de Paris, 1879).

LÉPINE, Lyon médical, 62, 1889.

— Lyon médical, 63, 1890.
— Lyon médical, 64, 1890.
Lépine et Barral, Lyon médical, 65, 1890.
Lépine, Lyon médical, 77, 1894.
— Lyon médical, 84, 1897.
— Lyon médical, 90, 1899.
— Lyon médical, 94, 1900.
Nicolas, Lithiase pancréatique (Gaz. hebd. de médecine et de chirurgie, Paris, 1897).
Nimier, Lithiase pancréatique (Revue de médecine, 1894)
Polyakoff, Colique pancréatique avec diabète temporaire (Bull. médic., Paris, 1898).
Rendu, Diabète pancréatique (Semaine médicale, Paris, 1892).
Thiroloix, Diabète pancréatique (th. de Paris 1892).

Lyon. — Imp. A. Rey, 4, rue Gentil. — 28416

www.ingramcontent.com/pod-product-compliance
Ingram Content Group UK Ltd.
Pitfield, Milton Keynes, MK11 3LW, UK
UKHW012252240726
13966UKWH00004B/1395

9 782012 398207